BAINS DE MER CHAUDS

LEUR EMPLOI

LE TRAITEMENT

DE LA

CHLOROSE ET DES ANÉMIES

PAR

Le Docteur FOUBERT

Médecin inspecteur des bains de Villers-sur-Mer (Calvados).
Membre de la Société d'hydrologie médicale de Paris,
Membre correspondant de la Société havraise d'études diverses.

PARIS

LIBRAIRIE GERMER BAILLIÈRE

RUE DE L'ÉCOLE-DE-MÉDECINE, 17.

1876

BAINS DE MER CHAUDS

LEUR EMPLOI

DANS LE TRAITEMENT DE LA

CHLOROSE ET DES ANÉMIES

Depuis un petit nombre d'années, la pratique médicale des bains chauds d'eau de mer, en mettant en évidence les avantages que les malades peuvent retirer de ce mode de traitement, a attiré l'attention vers une thérapeutique jusque-là trop négligée. Tout le monde connaissait les eaux chlorurées sodiques fortes et bromurées que l'on trouve en France et en Allemagne, à Salins, à Nauheim et à Kreuznach, pour ne citer que les plus en renom, chacun s'empressait à l'envi d'aller demander à ces eaux leurs effets salutaires; il était donc naturel de penser que l'eau de mer, qui offre une analogie de composition chimique si remarquable avec les eaux que je viens de citer, et qu'elle surpasse même sous le rapport de la richesse de sa minéralisation, pourrait être d'un emploi utile dans le traitement des affections chroniques qui réclament l'intervention des eaux chlorurées sodiques fortes.

Aussi, depuis que la mode, d'accord cette fois avec l'hygiène, entraîne chaque été un grand nombre de personnes sur les rivages de la mer, on a vu rapidement s'installer à côté des établissements de bains froids des principales stations de Boulogne, de Dieppe, du Croisic, de superbes annexes renfermant des bains chauds d'eau de mer, ainsi qu'une installation complète pour pratiquer l'hydrothérapie sur une grande échelle.

Les établissements maritimes plus modestes ont suivi l'exemple de leurs aînés, et il est peu de stations balnéaires qui ne possèdent aujourd'hui les ressources du bain chaud et de la douche à l'eau de mer, qui partout faisaient défaut autrefois. L'usage du bain chaud d'eau salée se répand chaque jour de plus en plus aux bains de mer, mais il est encore bien loin d'avoir atteint le développement qu'il devrait avoir. Son emploi reste limité, on hésite souvent à en faire la base d'un traitement, ses indications ne sont pas définies d'une façon bien nette, sans doute parce que les différents états chroniques de l'organisme n'ont pas été jusqu'ici étudiés au point de vue spécial de ce mode de traitement.

Gaudet, inspecteur des bains de mer de Dieppe, qui s'est le plus occupé de cette matière dans son ouvrage sur les bains de mer, a consacré à peine quelques pages aux indications des bains de mer chauds. Tous les autres auteurs depuis Marteau, Marcard, Russel jusqu'à MM. Viel, Pouget, Dauvergne, etc., ne mentionnent guère le bain chaud d'eau de mer que comme un adjuvant du traitement marin utile pour préparer l'économie à supporter le bain froid ou pour remplacer momentanément le bain à la lame, quand ce dernier est impossible à cause de l'agitation des flots.

Là se bornent toutes les indications des auteurs; cependant le bain de mer en baignoire trouve son emploi plus fréquemment; dans beaucoup d'états pathologiques, il est même formellement indiqué, à l'exclusion du bain froid, car celui-ci, dans des circonstances plus nombreuses qu'on ne le suppose en général, ne peut produire un effet favorable, en raison même de l'état de faiblesse du malade.

Le froid, cet élément sthénique par excellence des bains de mer; l'agitation des vagues et leur flagellation stimulante, qui constituent une des actions principales du bain à la lame; la natation, cette gymnastique fortifiante qui permet sans grands efforts de se livrer à un exercice salutaire; ces trois éléments, essentiellement dynamiques de la cure marine, font défaut dans le traitement mis en pratique au moyen des bains d'eau de mer en baignoire.

Mais, dans les cas où l'on se sert du bain de mer

chauffé, c'est précisément parce que, par une raison quelconque, on ne peut pas exposer le malade qui a besoin d'un traitement marin à l'action déprimante d'abord, puis stimulante, de l'eau froide, qui détermine une perturbation profonde dans l'économie tout entière, et dans certains cas même pourrait lui être funeste.

D'autres fois, parce qu'en raison de l'état de débilité et d'anémie du malade, d'une affection utérine ou d'accidents scrofuleux graves qui ne permettent pas l'exercice après le bain, on voit les baigneurs rester refroidis, grelottants, ne présenter qu'une réaction lente ou incomplète et parfois même n'en fournir aucune; car ce serait une erreur de préjuger de l'action de la mer d'après celle de l'hydrothérapie. Le bain à la mer n'agit pas comme la douche, qu'on peut toujours régler dans tous ses détails, et tel malade donc la réaction est complète après la percussion de la douche froide, reste transi, tremblant, et la peau marbrée après le bain de mer.

Le malade immergé dans une baignoire d'eau de mer tiède subit des actions immédiates toutes différentes de celles qui suivent le bain froid, cela est évident; aussi l'élévation de température de l'eau modifie à tel point l'effet du bain qu'il n'est pas rationnel de comparer l'action du bain froid, pris à la mer, avec celle du bain de mer tiède pris en baignoire.

Cependant si les effets immédiats de l'eau de mer chauffée diffèrent très-notablement de ceux provoqués sur le baigneur par le bain froid, les effets consécutifs dans les deux cas se rapprochent beaucoup les uns des autres et se confondent en grande partie pour ne présenter le plus souvent qu'un seul et même résultat.

Ces deux modes de traitement sont comme deux routes tendant vers un but unique : l'une convient au voyageur solidement équipé, sûr de sa monture, de son harnais, de son essieu et capable de se défendre au besoin contre une attaque imprévue ; elle est accidentée, et on ne peut la parcourir sans être exposé à des secousses fréquentes, à des cahots violents qui semblent par instants mettre tout en péril ; mais chaque obstacle surmonté est un pas de fait en avant, qui tend vers le terme du voyage.

L'autre route, au contraire, est unie et douce ; on n'y rencontre pas de pente abrupte ni de descente rapide ; le voyageur le plus légèrement accoutré peut la parcourir en toute sécurité, à la condition toutefois d'être accompagné d'un guide habitué à se diriger à travers les méandres qu'elle décrit, car chacun des tournants ressemble tellement aux autres, qu'il est facile de s'y égarer.

S'il est nécessaire pendant une cure de bains froids d'être bien dirigé, il est non moins indispensable d'être surveillé de très-près pendant une cure de bains chauds d'eau de mer, afin d'éviter les nombreux inconvénients qui peuvent survenir et dont les moindres sont de rendre inefficace, je ne dis pas même nuisible, une cure hydro-minérale qui eût été si utile pour combattre des accidents antérieurs et rétablir la santé.

Pris dans les conditions rationnelles que j'indiquerai dans un instant, les bains de mer chauds ont une action énergique sur les malades ; leurs effets reconstituants sont analogues à ceux des bains froids, et l'excitation qu'ils produisent sur le système nerveux, quoique plus faible, est encore assez marquée, par cela même que les personnes soumises à ces bains sont en général plus affaiblies et plus excitables, pour nécessiter, suivant les cas, soit la suspension des bains tous les deux jours, soit la diminution de leur durée, soit la dilution des éléments minéralisateurs par l'eau ordinaire ou un liquide émollient.

La facilité avec laquelle on peut ainsi modifier la composition et par suite l'action médicatrice des bains de mer chauds, explique la variété des effets obtenus au gré du médecin qui a entre les mains un puissant moyen de traitement.

La proximité des marais salants peut, dans certaines localités, faciliter l'emploi des eaux mères et établir par cet usage un rapprochement entre la cure par les bains de mer chauds et celle par les eaux chlorurées sodiques fortes de Salins, de Nauheim et de Kreuznach, auxquelles l'addition des eaux mères des salines voisines donne une action si efficace dans le traitement externe des affections scrofuleuses à tous les degrés.

On peut aussi ajouter à l'eau des bains une décoction plus ou moins concentrée de varechs, notamment celle du *Fucus vesiculosus*, si commun sur les rochers qui bordent nos côtes; cette pratique, dont j'ai souvent constaté la valeur, est fort utile quand on a à traiter des enfants scrofuleux, atteints de lésions ganglionnaires ou osseuses avec suppuration au dehors.

En parlant de la cure thermo-marine, il ne faut pas oublier que les malades soumis au traitement ressentent en même temps tous les effets produits par l'action du milieu dans lequel ils vivent, par l'atmosphère dont la pureté rend l'insolation plus énergique, par l'air plus vif imprégné d'une certaine quantité d'eau de mer poudroyée, qui est facilement absorbée par la muqueuse pulmonaire, par la pression atmosphérique plus forte que partout ailleurs, qui facilite les grands actes physiologiques de la respiration, de la circulation, et par suite la régularisation et l'harmonie de toutes les fonctions d'où résulte la santé.

Je ne puis mieux faire, je crois, pour terminer ce qui touche à cette question, que citer l'opinion de

Richard Russel, l'éminent chirurgien d'Oxford, qui s'est tant occupé du traitement de la scrofule par l'eau de mer.

« En opposant comparativement, disait-il, l'efficacité du bain de mer froid et du bain chaud dans le traitement de la scrofule, je serais porté, d'après ma propre expérience et celle des plus habiles praticiens, mes amis, à regarder les effets du bain chaud comme étant plus manifestes ; je ne serais même pas porté à restreindre ce mode de traitement aux cas dans lesquels il y a émaciation et débilité, puisque l'observation m'a convaincu des bons effets du bain chaud sur des individus pléthoriques, affectés à un haut degré de gonflement scrofuleux des glandes. Plusieurs de ces exemples se sont présentés sur de très-jeunes femmes d'une santé vigoureuse à tous égards ; les tumeurs glandulaires diminuèrent ainsi que tous les symptômes fâcheux qui se trouvaient liés à une pléthore sanguine.

Il n'est pas nécessaire d'insister davantage pour arriver à cette conclusion que le bain de mer chaud, en raison de sa durée et de sa température, est la base d'une médication toute différente de celle par le bain froid, et, qu'administré avec méthode, il est appelé, dans certains cas, à rendre des services qu'on ne peut attendre de celui-ci.

Les bains d'eau de mer chauffée peuvent être administrés de deux manières fort distinctes : soit pendant toute une saison, et constituer ainsi par eux seuls un traitement balnéaire complet, soit momentanément comme moyen de transition pour permettre à certains malades l'usage du bain froid qu'ils n'auraient pu tolérer d'emblée, en raison de prédispositions particulières.

Je vais donc en quelques mots indiquer les malades auxquels les bains de mer chauds doivent être conseillés comme mode de traitement pendant une cure entière, et je terminerai en indiquant quelles précautions doivent être prises quand on fait usage des bains chauds comme moyen de préparation ou de transition aux bains froids.

Les bains de mer chauds doivent être conseillés toutes les fois qu'à côté de l'indication d'une cure par l'eau de mer on trouve un motif pour faire redouter, à un degré quelconque, l'action du froid sur l'organisme; on peut ranger dans cette catégorie tous les malades qui, par leur âge, leur tempérament, leur état de débilité et de faiblesse générale, originelle ou survenue à la suite de maladies, ne peuvent, sans accident, supporter le froid initial du bain à la mer, ni fournir une somme de forces vitales suffisante pour réagir convenablement contre le premier effet hyposthénisant du bain froid. Les baigneurs qui viennent sur les bords de la mer dans ces conditions sont nombreux et peuvent être divisés en plusieurs groupes suivant l'âge, les aptitudes spéciales et l'état pathologique de chacun.

L'âge est une indication formelle pour l'enfance et la vieillesse. A ces deux périodes extrêmes de la vie, l'organisme n'a pas encore ou n'a plus assez de résistance vitale pour réagir contre la perturbation profonde apportée dans l'économie par le froid de l'eau ; aussi doit-on prescrire d'une manière exclusive les bains de mer chauds :

1° Aux enfants âgés de moins de trois ans, et souvent même à des enfants plus âgés, quand ils sont arrivés à un degré d'émaciation avancée, suite de lésions scrofuleuses accompagnées de suppuration abondante, ou lorsqu'ils présentent les caractères d'une faiblesse générale se traduisant par l'amaigrissement, la mollesse des chairs, la teinte blaarde de la peau, la gracilité des membres, la crainte du froid, l'aptitude à contracter des affections catarrhales des bronches ou de l'intestin.

2° Aux vieillards et même à certains adultes pour lesquels les progrès de l'âge ou les fatigues physiques et intellectuelles, lesmaladies ou l'hygiène mal entendue, sont autant de causes débilitantes qui, à défaut même de conseils médicaux, leur font instinctivement appréhender une soustraction de calorique qu'ils ne pourraient réparer spontanément.

3° A tous ceux qui payent leur tribut à l'hiver par

des phlegmasies des muqueuses des voies aéri-
fères, par le refroidissement des pieds et par un
malaise excessif, surtout à l'occasion des tempé-
ratures les plus basses de cette saison; ces malades, ajoute M. Gaudet dont je cite l'opinion,
acquièrent une résistance souvent très-grande contre l'hiver qui suit une saison de bains de mer
chauffés.

4° On doit encore conseiller ces bains à toutes les
personnes, surtout aux femmes et aux enfants, excitables et nerveux, pour lesquels le bain froid est
une cause de spasme et d'effroi assez violents pour
que, malgré les précautions que l'on peut prendre,
il en résulte une syncope ou des convulsions.

5° Aux femmes enceintes, qui ne doivent pas, dans
l'espoir de relever leurs forces déprimées par les fatigues de la gestation, exposer le produit de la con-
ception aux accidents qui peuvent résulter de la congestion répétée des vaisseaux utéro-placentaires,
congestion qui est la conséquence inévitable de l'im-
mersion dans l'eau froide pendant toute la durée du
bain, désignée sous le nom de période de concen-
tration, par opposition à la période d'expansion qui
lui succède pendant la réaction.

6° Aux femmes qui allaitent, chez lesquelles les
bains froids peuvent faire apparaître les menstrues,
altérer ainsi les qualités du lait et même tarir quelquefois les sources précieuses de l'alimentation ma-

ternelle. D'autres accidents peuvent aussi se produire, et l'impression du froid du bain a suffi en certain cas pour déterminer un engorgement laiteux, une inflammation de la glande mammaire ou du tissu cellulaire connectif dont la terminaison a été la suppuration.

7° Aux femmes atteintes d'affections de l'utérus : métrite chronique, congestions faciles, hypertrophie, érosion, ulcération du col, toutes les fois qu'existe le *symptôme douleur*, à l'état permanent ou même intermittent ; car j'ai très-souvent observé que dans ce cas le bain à la lame provoque, par sa température et par la percussion des vagues, une aggravation de l'état local qui prend un degré d'acuité suffisant pour retentir sur l'état général et occasionner un mouvement fébrile en rapport avec l'exacerbation nouvelle.

Sans établir de comparaison entre la douche et le bain froid, je me borne à rappeler ici ce que j'ai dit plus haut déjà, c'est que la réaction qui suit le bain froid n'étant généralement pas aussi complète que celle qui survient après la douche dont on peut faire varier la puissance, la congestion des organes profonds a plus de tendance à persister.

8° Aux sujets rhumatisants des deux sexes pour lesquels ils sont un moyen de traitement aussi actif que fréquemment efficace. « Ils conviennent, dit encore le savant inspecteur de Dieppe, non-seulement pour combattre le gonflement des parties molles ou des articulations, mais encore les douleurs rhumatismales et nerveuses des parois thoraciques et le rhumatisme viscéral de nature morbide, protéiforme, qui fait croire souvent chez ceux qui en sont atteints à l'existence de lésions organiques malgré le caractère de facile déplacement qui les distingue.»

9° Enfin les bains chauds de mer pourront être utiles aux malades atteints d'affections hépatiques, aux calculeux, aux graveleux, aux goutteux, aux herpétiques, lorsqu'il y a une indication de relever les forces déprimées, quoiqu'il puisse être préférable pour ces malades de s'adresser à d'autres eaux minérales que la mer pour combattre des diathèses dans lesquelles, en tous cas, le bain de mer est formellement contre-indiqué.

Lorsqu'on fait usage de bains de mer chauds, la minéralisation de l'eau doit être prise en grande considération, sinon l'on s'expose à de fréquents mécomptes. Aussi la durée des bains doit être exactement mesurée, et proportionnée dans chaque cas à la faiblesse du malade et à l'indication à remplir. Un bain trop court n'a d'autre inconvénient que celui de rester en deçà des bons effets qu'on se propose d'obtenir; un bain trop prolongé, au contraire, peut aggraver les accidents morbides, ou tout au moins faire perdre une partie de l'amélioration déjà obtenue.

En sortant d'un bain trop prolongé, le baigneur se plaint de céphalalgie, il se sent fatigué, éprouve des douleurs dans les membres, la marche est pénible, les forces sont déprimées. Pris à certains intervalles, ces bains peuvent être utiles pour relâcher la tension nerveuse due à un degré d'éréthisme exagéré; mais, trop répétés, ils produisent bientôt l'effet contraire et stimulent davantage l'organisme au détriment de la santé.

Les bains d'eau de mer prolongés ne doivent donc être employés que par exception.

En général, la durée des bains de mer chauds pour les enfants varie de dix à vingt minutes, et pour les adultes de vingt à quarante-cinq minutes; encore est-il prudent d'atteindre cette durée par progression et de ne pas la dépasser, car Gaudet, dont je suis heureux de partager l'opinion, dit qu'il a rarement vu des individus de tout âge prendre sans accident des bains chauds de mer d'une heure, plusieurs jours de suite.

La température du bain doit être aussi surveillée avec soin; trop élevée, elle affaiblit le malade par la sudation; combinée avec une trop longue durée des bains, elle développe une tendance fâcheuse aux congestions diverses qui peut même aller au delà. Trop basse, au contraire, elle peut être la cause de différents accidents du côté des bronches, de l'in-testin, du système nerveux, et donner lieu à l'enté-

ralgie, à la diarrhée, à la bronchite, ou à des névralgies variables qui apparaissent si facilement chez les
malades névropathiques qui fréquentent les bains de
mer.

Dans la généralité des cas, le bain d'eau de mer
chaud doit être pris à une température un peu infé-
rieure à celle des bains ordinaires, soit de 33 ou 34
degrés centigrades, et portée de 36 à 37 pour les
rhumatisants.

On comprend qu'ici il ne peut être donné que des
règles générales soumises toujours à de nombreuses
exceptions ; aussi c'est au médecin à fixer la température, la durée, l'heure du bain, le degré de sa minéralisation, et, en raison des effets obtenus, de la
tolérance de l'organisme ou de l'excitation produite,
il se verra souvent obligé d'augmenter ou d'atténuer
l'action du traitement en modifiant à son gré les
moyens qu'il a à sa disposition.

Je ne veux pas terminer ce rapide exposé sans
dire quelques mots des bains chauds d'eau de mer
qu'on a appelés bains préparatoires et bains de transition.

Les premiers sont ceux que l'on conseille avec la
prévision d'envoyer plus tard le malade au bain
froid. On les emploie pour relever les forces d'un
organisme profondément débilité, incapable de fournir la somme d'activité vitale nécessaire pour obtenir une réaction complète après le bain de mer. La

2

stimulation du bain froid, son action dynamique, seraient cependant utiles pour restituer aux grandes fonctions de l'économie l'énergie qui leur fait défaut. Eh bien, un séjour au bord de la mer, un certain nombre de bains chauds pris avec régularité, modifieront quelquefois assez promptement cet état, de façon à permettre de supporter l'action du bain froid qui n'aurait pu être toléré auparavant.

Le malade ainsi tonifié fera alors avec succès une cure de bains froids qu'il aurait été obligé d'interrompre, ou dont il n'aurait pas retiré tous les avantages qu'il était en droit d'attendre, s'il ne s'était pas préparé à cette cure par une série de bains chauds. Ici, comme dans tous les cas où il s'agit de faire passer un malade des bains chauds aux bains froids, il est bon d'abaisser graduellement la température des derniers bains, d'en proportionner la durée et de les donner chaque jour à une température décroissante, suivant la méthode de Gaudet qui a préconisé avec raison l'emploi des bains de transition. Ils rendent de très-grands services quand on a à diriger vers le bain froid des enfants nerveux, colères, prédisposés aux convulsions, des femmes névropathiques sujettes à des étouffements, à des syncopes, à des crises nerveuses, ou enfin des hypochondriaques qui tous ont le plus souvent une grande aversion pour l'eau froide.

Après quelques bains chauds pris à température

décroissante, la sensibilité de ces malades au contact de l'eau froide est émoussée et ils peuvent le plus souvent supporter, dans des conditions normales, un traitement par les bains de mer froids qu'auparavant ils redoutaient. Tels sont, à mon avis, les avantages très-réels que les bains de mer chauds offrent aux médecins et aux malades. La connaissance plus répandue de leurs bons effets éviterait souvent de longs et dispendieux déplacements, car la position géographique de la France, le développement immense de ses côtes maritimes, mettent à la portée d'un grand nombre de malades des eaux chlorurées sodiques fortes par excellence, qu'on peut chauffer sans crainte, et dont l'action thérapeutique énergique et incontestable dans beaucoup de maladies, s'adresse avec une spécificité particulière à toutes les manifestations de la diathèse scrofuleuse et à un grand nombre d'états diathésiques dans lesquels l'appauvrissement du sang est tel que les forces du malade sont insuffisantes pour fournir une rapide et complète réaction après le bain froid.

§ I. — Chlorose.

Les effets curatifs des bains de mer chauds se font surtout remarquer d'une façon prompte et heureuse dans les affections où par une cause quelconque, le sang a éprouvé une modification dans sa constitution, tendant à diminuer un ou plusieurs des matériaux solides qu'il renferme (*aglobulie, hypo-albuminose*); à faire prédominer les liquides, (*hydrémie*) ou à provoquer un amoindrissement de sa masse (*hypémie, anémie*).

Ces différentes variétés d'altérations qu'on rencontre dans le sang, ont été souvent réunies par divers auteurs, sous une dénomination unique, l'anémie, en faisant toutefois abstraction de l'exagération étymologique des mots aglobulie, anémie, qui ne peuvent indiquer qu'un abaissement dans le chiffre des globules sanguins et qu'une diminution dans la quantité relative du sang.

En donnant à l'anémie une signification aussi étendue, on a fait de la chlorose caractérisée, comme l'anémie, par une diminution des globules du sang, une maladie spéciale aux jeunes filles non menstruées, dont les principaux symptômes sont une paleur spéciale du visage, une certaine transparence de la peau qui n'est pas sans beauté, des palpitations avec bruit de souffle cardiaque, se propageant dans les artères, une dyspnée facile surtout en montant une pente ou un escalier, une perversion des fonctions digestives, l'acidité de l'estomac avec flatulence et météorisme de l'intestin, une constipation opiniâtre, une dépravation du goût, consistant en aversion marquée pour les aliments réparateurs, une appétence exagérée pour les acides (oseille, vinaigre, fruits verts,) pour certains condiments de haut goût (cornichons, poivre, piment), ou même pour des corps non digestibles, tels que le charbon, la mine de plomb, etc.

Je ne suivrai pas cette division qui fait de la chlorose une affection dérivée d'un appauvrissement du sang et dont le caractère pathognomonique pour Becquerel est l'abaissement du chiffre des globules du sang entre 120 et 60, comme l'ont déterminé MM. Andral et Gavarret, Becquerel lui-même de concert avec Rodier, dans leurs belles recherches sur la composition du sang, lorsque cet abaissement du chiffre des globules se produit *chez une jeune fille non menstruée* ; car si l'appauvrissement du sang, quelle qu'en soit la cause, arrive chez un individu du sexe masculin, ou chez une femme déjà réglée ou même une fille déflorée, suivant le même auteur, il ne s'agit plus de chlorose, mais toujours alors d'anémie.

La chlorose dont le nom rappelle seulement la coloration jaune verdâtre de la peau, paraissait à mon regretté maître Sandras la meilleure dénomination pour exprimer un état pathologique complexe produisant une altération variable du sang, dont les symptômes sont connus de tout le monde sans rien préjuger sur la nature même de cette altération, sur les causes qui l'ont fait naître, ni sur les éléments primitifs du sang qui ont subi une modification dans leur constitution propre ou dans leurs rapports les uns avec les autres.

Cette opinion, que je partage, me fait restituer à la dénomination de chlorose l'extension pathologique qu'elle doit avoir. On comprend dès lors que la chlorose ne sera pas ici une maladie exclusive aux jeunes filles chez lesquelles la menstruation, sur le point de s'établir, produit certaines altérations du sang ; mais qu'elle réunira au contraire, en un seul groupe, un grand nombre de malades sans faire distinction d'âge, ni de sexe, chez lesquels se sera produite une modification *idiopathique* du sang consistant le plus souvent dans l'abaissement du chiffre des globules.

Aussi, les enfants comme les adultes, les jeunes filles comme les garçons, qui sont arrivés à cet état que l'on désigne sous le nom d'appauvrissement du sang, viendront-ils avec succès demander au traitement balnéo-marin, hémati-poiétique par excellence, la genèse des globules nouveaux et la reconstitution de leur sang appauvri.

Toutes les fonctions chez ces malades languissent et s'épuisent, hormis celles du système nerveux cérébro-spinal et sympathique qui semblent, au contraire, acquérir une activité pathologique d'autant plus grande que le sang est moins riche.

La névrose, qui existait d'abord à l'état latent, s'est

bientôt manifestée par des troubles dans la nutrition et l'innervation, dont le résultat le plus prochain
est la diminution des globules rouges et l'apparition de névralgies diverses, surtout les névralgies
intercostale et faciale.

Bientôt les accidents nerveux protéiformes domi-
nent la scène pathologique. Ce n'est d'abord qu'une
sorte d'exagération des qualités normales des sens,
puis la cause continuant à agir, on voit apparaître
une disposition particulière de l'esprit, un état nerveux qui donnent au caractère une susceptibilité et
une mobilité anormales ; à l'organisme, une sensibilité exagérée qui se traduit sous l'influence de la
moindre cause par une vive émotion avec accom-
pagnement d'un frissonnement général et de palpitations de cœur ; bientôt surviennent les suffocations,
l'anxiété précordiale, la constriction de la gorge,
les larmes et enfin tout le cortége des accidents
hystériformes, depuis la sensation de strangula-
tion, jusqu'aux convulsions cloniques qui terminent
les crises dont la fréquence dépend des causes les
plus légères.

En raison de fonctions nouvelles, de l'établissement de la menstruation, des pertes de sang quelque légères qu'elles soient que subissent les jeunes
filles, la chlorose se rencontre beaucoup plus souvent parmi elles que parmi les jeunes gens ; mais il
faut reconnaître cependant l'existence réelle de cet

état pathologique chez des adolescents et même des adultes du sexe masculin, qui présentent aussi le tableau de tous les accidents nerveux hystériques, regardés autrefois comme spéciaux aux jeunes filles et aux femmes, alors que des idées extra-physiologiques faisaient prendre la sensation de là boule hystérique pour l'utérus lui-même se déplaçant et s'élevant jusque dans le thorax.

Une étude plus attentive des faits a suffi pour démontrer l'erreur qui plaçait dans l'utérus et ses annexes le point de départ des phénomènes nerveux hystériques.

Certes, si l'on veut désigner sous le nom d'hystérie une sorte d'excitation nerveuse particulière aux femmes ayant pour siége les organes génitaux, si l'on fait de cette maladie une variété de la nymphomanie, il faudra bien réserver aux femmes le privilége de cette triste affection; mais tel n'est pas mon avis, après avoir été à même d'observer de nombreux sujets dans les salles d'hôpitaux, alors que j'étudiais sous la savante direction de MM. Sandras et Briquet, les relations pathogéniques de la chlorose et de l'hystérie.

Les crises hystériques proprement dites, celles qui sont sous la dépendance d'une névrose spéciale, ne débutent généralement pas chez une femme chlorotique, et si l'on rencontre souvent ces névropathiques atteintes de chlorose, on peut être à peu près assuré que celle-ci n'est pas la cause, mais bien au contraire la conséquence d'un état nerveux dont l'exaltation a perverti les fonctions de nutrition et a amené consécutivement l'altération du sang.

De ces malades, je ne m'occuperai point ici par la raison que les bains de mer chauds ne sont pas le mode de traitement qui leur convient, c'est aux sources thermales faiblement minéralisées et par les traitements hydrothérapiques appropriés, qu'elles pourront obtenir la sédation de leur système nerveux surexcité, et dans ces cas, la chlorose disparaîtra d'une manière concomitante, car elle n'existe alors que comme épiphénomène et peut même être considérée comme une anémie survenue à la suite d'une névrose de forme spéciale.

Mais la chlorose vraie, essentielle, protopathique, dont les accidents nerveux ne sont que le syndrôme d'une modification de la composition du sang, le plus souvent la diminution des globules, peut atteindre les deux sexes indifféremment, et si les femmes, en raison de la prédisposition particulière de leur tempérament, le plus souvent lymphatique, sont plus sujettes à la chlorose que les hommes, il faut reconnaître qu'il n'est pas aussi rare qu'on l'a dit de rencontrer des jeunes gens offrant tous les symptômes d'une réduction protopathique du chiffre des globules du sang.

Ainsi envisagée, la chlorose est une maladie qui ne cède pas aussi facilement qu'on la suppose à quelques bains, à quelques douches ou aux préparations martiales, c'est une affection sérieuse, dont il ne faut pas se dissimuler la gravité et dont il est très-difficile de triompher lorsqu'elle est passée à l'état diathésique chez les individus qu'elle a atteints.

Il y a là une perversion dans la composition du sang et dans sa formation même qui touche aux mystères vitaux les plus cachés, aux sources les plus profondes de la vie, et dont les causes échappent à notre esprit, malgré les recherches et les investigations les plus minutieuses des nommes de science que font toujours reculer les limites de l'inconnu, sans jamais pouvoir les franchir.

C'est à tort, selon moi, que l'on a fait de la chlorose un état morbide secondaire, dérivant le plus souvent de troubles dans la menstruation et de la difficulté que cette fonction éprouve pour s'établir.

L'aménorrhée, la dysménorrhée, quand elles sont liées à la chlorose, sont bien moins une cause qu'un effet de l'appauvrissement du sang. Ce liquide réparateur, lorsqu'il est appauvri, a perdu le *stimulus* qui lui est particulier et qui va dans chacune des fonctions de l'organisme porter l'excitation et la vie ; il a perdu lui-même la plus grande partie de sa vitalité et il n'est pas étonnant qu'il ne puisse plus, à son tour, entretenir l'énergie fonctionnelle placée sous sa dépendance.

Les vaisseaux utérins d'une chlorotique, pourront apporter à l'organe qu'ils desservent une quantité de sang suffisante pour satisfaire à l'acte de la menstruation, mais ce sang pauvre, privé de certains matériaux essentiels à sa composition normale, est dans un état d'asthénie qui se communique aux organes, ceux-ci sous l'influence d'une innervation ganglionnaire amoindrie n'ont pas de réaction suffisante et restent dans un état d'adynamie presque complète.

Les vaisseaux capillaires manquent de contractilité, ils se laissent distendre sans réagir, de là la stase sanguine, la congestion passive de l'utérus d'où résultent la pesanteur, la douleur même dans l'hypogastre, sans provoquer aucune effusion de sang. (Aménorrhée chlorotique.)

D'autres fois, le sang moins appauvri ou le dynamisme organique moins éteint provoque avec douleur l'apparition d'un sang pâle et décoloré, laissant sur les linges une tache rosée, entourée d'une auréole aqueuse incolore, ou seulement les parties albuminoïdes du plasma. (Dysménorrhée, Leucorrhée chlorotiques.)

Enfin, malgré l'appauvrissement du sang très-marquée, non-seulement des globules, mais encore des matières albuminoïdes, les règles peuvent, sous l'influence du stimulus organique, apparaître et couler en abondance, au point de simuler une perte; le sang devenu plus fluide en raison de la diminution de l'albumine (anémie de quelques auteurs), filtre pour ainsi dire à travers la trame organique pour s'épancher au-dehors, mais, à mesure qu'il s'échappe des vaisseaux, la fibrine qui n'a pas éprouvé de diminution se coagule, enferme les globules dans des caillots nombreux, qui sortent du vagin tout formés, tandis que la partie liquide s'écoule sous l'apparence de sérosité roussâtre (métrorrhagie chlorotique), occasionne l'épuisement de la malade, détermine un état secondaire, qui se joint au premier et mérite à juste titre le nom de *chloro-anémie*.

Dans ces conditions, il est plus rationnel de considérer les troubles menstruels que je viens d'énumérer, comme deutéropathiques et non essentiels ; faut-il cependant regarder la chlorose comme étant une protopathie pure, je n'oserais l'affirmer ; elle est sans doute, à son tour, le résultat de troubles physiologiques dans la formation du sang, il se produit un défaut de proportions dans la constitution de ses éléments primordiaux et ces troubles qui sont sous la dépendance de l'innervation sympathique échappent aux investigations de la science.

Les belles expériences de M. Claude Bernard sur l'action qu'exercent les filets nerveux du grand sympathique sur la circulation capillaire et la calorification, tendent à faire supposer dans la chlorose une sorte d'éréthisme du système nerveux ganglionnaire qui vient rompre l'harmonie préexistante du système ganglionnaire avec le système cérébrospinal, d'où résulte une perturbation profonde dans les fonctions de la vie animale et des effets opposés à ceux que le savant physiologiste a constatés dans les régions où il a pratiqué la section des filets nerveux sympathiques. (Refroidissement des extrémités.)

Cette manière de voir qui fait de la chlorose une névrose primitive spéciale, altérant les actes les plus intimes et les plus essentiels de la vie de nutrition, me paraît s'accommoder mieux avec les faits, que celle qui considère la chlorose comme une affection uniquement réservée aux jeunes filles vierges et dont le siége occuperait les organes profonds de la génération.

Mais j'ai hâte de quitter ces vastes champs de l'hypothèse, pour rentrer dans le domaine des faits, aussi je ne m'arrêterai pas pour rechercher quels liens unissent la chlorose et la dyspepsie, je reviendrai du reste, sur cette dernière affection à propos de l'anémie, car en remontant à la naissance des états morbides, on voit combien ils sont liés les uns aux autres et combien dans ce cas, par exemple, il est difficile, sinon impossible, de pouvoir dire si la perturbation de l'innervation ganglionaire qui régit les fonctions de nutrition a porté plutôt sur la fonction hémati-poiétique ou sur la fonction d'assimilation qui est, en définitive, le dernier terme et le seul utile pour réparer les pertes incessantes de l'organisme.

La chlorose au début, ou lorsqu'elle n'est pas très-avancée, quand le malade possède encore une somme de forces suffisante pour fournir une réaction complète, se trouve avantageusement modifiée par les bains de mer froids ; mais si la faiblesse est le symptôme dominant, si les muqueuses sont très-pâles, les gencives, les conjonctives, le pharynx décolorés, le pouls dépressible, la respiration courte et haletante, les palpitations continuelles ou fréquentes avec un bruit de souffle doux au cœur et se propageant dans les artères, notamment dans les carotides ; si les accidents nerveux sont facilement provoqués, la suffocation imminente sous l'effet de la moindre cause, la dysménorrhée habituelle ou l'aménorrhée absolue ; dans ces cas, les bains de mer chauds, dont la température, la durée et la dilution seront proportionnées aux accidents nerveux et à l'état de faiblesse du malade, sont formellement indiqués.

Si l'on ajoute à ce traitement, l'usage de l'eau de

mer à l'intérieur sous forme de boisson, on voit souvent en peu de temps s'opérer, chez ces malades, une transformation dans tout l'organisme.

Il est rare cependant de voir cette maladie guérir en une seule saison d'été et à plus forte raison en une saison de vingt-un jours, comme le veulent chaque année des malades plus impatients que raisonnables.

C'est surtout pour les jeunes filles chlorotiques qui ont atteint l'âge de la puberté, sans que l'évolution menstruelle s'accomplisse, et qui cependant sont en proie aux accidents douloureux, précurseurs du prochain établissement de la fonction nouvelle, qu'on doit avoir recours aux bains chauds d'eau de mer.

La sensation de pesanteur dans le bas-ventre, les douleurs dans les reins s'irradiant dans les aines et dans les cuisses, dont les jeunes filles par ignorance des fonctions futures ou par un sentiment de pudeur naturel, ne veulent pas parler, doivent être recherchées avec soin par le médecin, en y mettant toute la discrétion et les ménagements que comporte un tel sujet, et lorsqu'il a acquis la conviction que déjà la nature a fait plusieurs efforts infructueux pour établir la menstruation, qu'il existe un état permanent de congestion du côté des organes profonds de la génération, la prudence conseille de ne pas exposer les jeunes filles aux congestions répétées produites par les bains froids et de favoriser sans secousses l'évolution menstruelle par une série de bains chauds, dont l'effet à cette période ne se fera pas longtemps attendre.

Si pour une raison quelconque les malades ne peuvent pas prendre l'eau de mer à l'intérieur, on peut aider à la cure balnéo-marine par l'usage du vin de quinquina et d'une préparation ferrugineuse. Il n'est pas rare alors de voir toléré le fer que ces malades n'avaient pu supporter auparavant sous aucune forme, et dans ce cas on assiste à la reconstitution rapide d'un organisme que l'altération de la fonction hémati-poiétique avait profondément déprimé ; la menstruation s'établit sans douleurs ou au moins avec peu de douleurs, et les probabilités sont grandes de voir cette nouvelle fonction continuer sa marche physiologique et régulière.

§ II. — ANÉMIE, CHLORO-ANÉMIE.

Après ce que je viens de dire de la chlorose, j'ai peu de choses à ajouter pour ce qui concerne la nature de l'anémie. La chlorose est une protopathie, l'anémie au contraire est toujours un état secondaire, dérivant d'une cause appréciable qui a diminué la masse totale du sang ou l'un de ses éléments constituants, de là différentes formes de l'anémie que je vais examiner rapidement.

On peut considérer d'abord, suivant l'altération subie par le sang, deux sortes d'anémie. L'une, l'anémie post-hémorrhagique ou spanémie, dans laquelle le sang est diminué dans sa masse entière sans avoir subi de modification marquée dans la proportion de ses éléments, et qui est le plus souvent causée par une hémorrhagie naturelle ou traumatique (anémie *post*-hémorrhagique), de laquelle on peut rapprocher celle occasionnée par des spoliations sanguines nécessitées par le traitement de maladies aiguës.

L'autre, que j'appellerai anémie proprement dite, et qui est toujours consécutive à des actes physiologiques exagérés, à de mauvaises conditions hygiéniques et surtout à des maladies qui provoquent la destruction trop rapide des hématies ou entravent la reproduction des éléments réparateurs.

La spanémie, c'est-à-dire la diminution totale du sang, est rare dans l'état de santé en dehors des hémorrhagies considérables par traumatisme, elle est alors le plus ordinairement un état transitoire d'une assez courte durée.

Le sang, en effet, se reproduit avec une grande rapidité, d'abord par ses éléments liquides et la disproportion entre les globules et le sérum peut faire naître cet état auquel on a donné le nom d'hydrémie. S'il n'y a pas une disposition chlorotique antérieure qui vienne compliquer l'anémie et produire la chloro-anémie, les hématies se reforment bientôt, l'anémie disparait sans qu'il soit besoin de recourir à d'autre traitement qu'aux toniques, aux soins hygiéniques et diététiques, et dans ces cas il est rarement nécessaire, à moins de faiblesse extrême, de recourir aux bains de mer chauds.

Si, au contraire, l'hémorrhagie a beaucoup affaibli le malade, à ce point de lui faire redouter toute secousse physiologique un peu violente, il sera préférable de ne pas l'exposer à l'action du bain froid, dont l'effet plus brusque que celui du bain chaud est plus difficile à diriger.

De même, si la personne anémiée est une femme bien réglée antérieurement et dont les époques continuent d'une façon plus ou moins régulière, quoique peu abondantes et décolorées, chaque goutte de sang dans cet état est précieuse, toute déperdition, quelque légère qu'elle soit, déprime l'organisme et chaque période menstruelle est suivie d'une grande faiblesse. Il est utile, dans ces cas, de substituer à l'action stimulante des bains froids l'effet moins excitant et tonique du bain de mer tiède.

Enfin, si l'anémie causée par le traumatisme vient à se produire chez une personne déjà sous l'influence d'une prédisposition chlorotique, les médicaments toniques agissent rarement d'une façon complètement satisfaisante, tandis que le traitement thermal balnéo-marin est toujours très-efficace.

La chloro-anémie se trouve modifiée avec un succès constant par les bains de mer chauds, moins rapidement sans doute que l'anémie *post*-hémorrhagique sans complication, mais cependant les malades atteints de cette affection voient leurs forces se relever et leurs fonctions se rétablir plus promptement que les chlorotiques chez lesquels les troubles pathologiques sont plus profonds.

§ III. — ANÉMIE PROPREMENT DITE.

Cet état pathologique secondaire, qui est toujours la conséquence d'une affection antérieure, est caractérisé :

A l'extérieur, par la paleur des téguments, la laxité des tissus, une coloration jaunâtre de la peau qui peut aller depuis la nuance la plus légère jusqu'à la teinte cachectique la plus prononcée ; car dans toutes les cachexies, l'anémie est une complication constante qui vient s'ajouter à la maladie et marquer l'organisme d'un sceau manifeste et indélébile.

Il a pour caractère anatomique l'abaissement du chiffre des globules du sang, non plus par suite de leur non-formation sous l'effet d'une névrose particulière comme dans l'aglobulie chlorotique, mais à cause de leur résistance moins grande, de leur destruction plus rapide dans l'organisme, le chiffre de leur production restant le même, ce qui est la conséquence d'un défaut d'équilibre dans le jeu de fonctions.

L'absence des éléments nécessaires pour réparer les pertes incessantes de l'économie, le jeune âge et le sexe féminin dans lesquels on retrouve plus souvent le tempérament lymphatique, un repos trop complet, un travail excessif, une excitation nerveuse prolongée sont autant de causes qu'on voit précéder le début de l'anémie proprement dite.

Mais ce sont surtout les maladies et parmi elles les maladies chroniques qui occasionnent le plus souvent les anémies durables qu'on voit venir aux bains de mer chercher leur guérison.

Dans ce cas, les malades arrivent sur nos rivages dans l'un des deux états suivants, qu'il faut distinguer avec soin :

Ou bien la maladie qui a causé l'anémie existe encore, ou bien elle a complètement disparu.

Cette distinction, on le comprend est capitale, car, dans le premier cas, il faut s'occuper de soigner et de faire disparaître la maladie antérieure ; tandis que dans le second, on peut s'attacher immédiatement à combattre l'appauvrissement du sang lui-même et instituer un traitement balnéo-marin en rapport avec les forces du malade.

Les personnes qui sont envoyées aux bains de mer avec une anémie dont la maladie occasionnelle existe encore, sont atteints d'une affection chronique qui a pour siége le plus souvent l'utérus, les voies digestives, ou bien sont sous l'influence du vice scrofuleux, rhumatismal, goutteux, herpétique ou syphilitique; ou enfin, ressentent les effets de l'intoxication paludéenne ou saturnine.

En exceptant la diathèse syphilitique et parfois la scrofule, je dirai que toujours ; dans ces cas, le traitement doit consister uniquement dans les bains chauds d'eau de mer, car le bain froid, loin de soulager le malade, ne fait qu'aggraver le mal et il n'est pas rare de voir alors un état chronique s'exaspérer, repasser à l'état aigu, la fièvre s'allumer, forcer d'interrompre le traitement commencé, obliger d'attendre quelquefois longtemps que les accidents soient calmés et faire perdre même une saison tout entière.

Des fièvres intermittentes, je ne dirai qu'un mot, c'est qu'il est plus prudent de donner le sulfate de quinine en même temps que l'on fait prendre des bains chauds et de ne permettre les bains froids qu'après la disparition complète des accès.

Encore devra-t-on à ce moment varier l'heure du bain chaque jour, afin de ne pas provoquer une réaction périodique qui pourrait rétablir un type fébrile quotidien, car on n'obtient pas, avec le simple bain de mer à la lame, ce qu'on peut obtenir avec la douche froide; c'est-à-dire une action assez énergique pour diminuer le volume de la rate et capable de produire une perturbation assez profonde pour faire disparaître complètement la prédisposition à l'intermittence.

Mais j'insiste sur ce fait, que je considère comme une règle générale, dont on ne peut se départir sans danger, toutes les fois qu'un malade présente encore des manifestations *douloureuses* de la maladie qui a occasionné l'appauvrissement du sang et produit la faiblesse dont il vient chercher la guérison aux bains de mer ; ce sont toujours les bains chauds d'eau de mer qu'il faut administrer et à cette règle, pour laquelle le symptôme douleur est une sorte de *critérium*, je ne connais pas d'exception.

Lorsque la maladie antérieure a disparu complètement, quand la personne est en convalescence, dans cet état qui n'est plus la maladie et qui cependant n'est pas encore la santé, quand il ne reste plus d'autres traces de l'affection primitive que l'anémie proprement dite, la décoloration de la peau, la faiblesse musculaire, l'allanguissement des fonctions ; l'énergie du traitement balnéaire sera proportionnée

à la vigueur très-limitée du sujet et très-souvent
encore les bains chauds seront préférables aux bains
froids, soit comme traitement complet, soit comme
moyen préparatoire pour permettre ensuite de prendre les bains à la lame, quand on aura jugé que le
convalescent a recouvré les forces suffisantes pour
fournir spontanément une réaction rapide et complète.

§ IV. — ANÉMIE DYSPEPTIQUE.

Cette variété très-fréquente de l'anémie se rencontre dans une large proportion parmi les malades
qui viennent aux bains de mer. De ces anémiques,
les uns accusent de la pesanteur, de la douleur
d'estomac, de la gastralgie, des flatuosités, des éruc-
tations, du météorisme ; chez eux enfin, la dyspepsie
est évidente et s'accompagne de tous les symptômes
de dyspepsie confirmée dont il est inutile de rappeler ici les variétés (Dyspepsie acide, douloureuse,
flatulente). Les autres, au contraire, n'offrent aucun
symptôme de dyspepsie, ils n'ont qu'une anémie
plus ou moins profonde qui, en l'absence d'autre
cause appréciable, doit faire supposer à l'état latent
une lésion anatomique ou fonctionnelle, soit de l'estomac, soit du tube digestif. Car, dit Beau dans son

traité de la dyspepsie, « le sang ne se fait pas et ne se répare pas tout seul ; il faut donc chercher les causes de son appauvrissement dans une détérioration des conditions physiologiques qui l'entretiennent à son état de composition normale. Or, la digestion étant, sans aucun doute, la première et la plus importante des conditions hématogéniques, il est juste de s'adresser à elle pour savoir si, dans un cas donné d'anémie globulaire cette grande fonction n'a pas subi une altération qui puisse rendre compte de l'abaissement survenu dans la quantité de l'élément globulaire du sang ; et, par conséquent, lorsqu'un malade présente en même temps des symptômes de dyspepsie et d'anémie, il est parfaitement légitime, en l'absence de toute cause bien manifeste d'anémie, telle qu'une perte sanguine, de regarder la dyspepsie comme la cause et non comme l'effet de l'anémie globulaire.

Quand l'anémie post-hémorrhagique ne porte aucune atteinte à l'intégrité des fonctions digestives, le travail de la digestion, par suite de l'apport de matériaux convenablement élaborés, a bientôt réparé les pertes que la spoliation sanguine avai déterminées dans l'élément globulaire du sang Mais d'autres fois, il n'en est pas ainsi. La débilité introduite dans l'organisme par la perte du sang porte particulièrement son influence sur les fonctions digestives. Celles-ci sont affaiblies ou même anéanties ; il n'y a plus de matériaux utiles fournis par le tube digestif au système sanguin, et l'élément globulaire reste à l'état d'insuffisance, de telle sorte enfin, que l'anémie primitivement post-hémorrhagique est entretenue ou aggravée jusqu'à la complète restauration des fonctions digestives par une anémie dyspeptique, qui est alors l'effet consécutif de la spoliation sanguine. On est souvent forcé d'admettre en pathologie de ces espèces de cercles vicieux constitués par un phénomène passant de l'état d'effet à celui de cause. Toutes les fois donc qu'un malade est affecté d'anémie globulaire à la suite d'une perte sanguine et que cette perte a eu lieu longtemps auparavant, on peut être sûr que l'anémie primitivement post-hémorrhagique est actuellement dyspeptique. »

Cette dyspepsie secondaire, signalée par Beau à la suite de l'hémorrhagie, peut se produire aussi bien après une maladie aiguë ou chronique, qui a donné naissance à une anémie ordinaire. Seulement après une affection aiguë comme après une spoliation sanguine, le trouble des grandes fonctions disparaît assez souvent avec rapidité, les fonctions se rétablissent, l'anémie diminue et la dyspepsie, qui n'était dans ce cas qu'une conséquence de l'appauvrissement du sang, disparaît à son tour.

Si la dyspepsie existe quelquefois comme résultat de l'anémie, il faut reconnaître que dans la majorité des cas où on la trouve liée à l'anémie, elle est elle-même la cause et l'origine de la diminution des éléments solides et plasmatiques du sang.

Parmi les affections chroniques qui sont plus particulièrement aptes à faire naître l'anémie, il faut placer au premier rang les maladies de l'estomac et en particulier la dyspepsie. Les fonctions digestives sont celles qui se ressentent le plus promptement des troubles causés par les douleurs physiques ou morales, par les affections dépressives du système nerveux, les chagrins et les angoisses qui peuvent torturer l'esprit et le cœur. Les matériaux réparateurs ne sont plus élaborés avec la perfection nécessaire pour pourvoir entièrement à l'entretien d'un sang suffisamment riche, une anémie de plus en plus profonde vient compliquer l'affection dyspeptique auprès de laquelle elle peut à son tour remplir le rôle d'effet ou de cause.

Le traitement de l'anémie dyspeptique par l'eau de mer est incontestablement le plus efficace ; mais je dois ajouter que le malade en général n'est pas assez dénué de forces pour ne pas résister, malgré ses appréhensions, à l'action d'abord dépressive du bain froid ; aussi à moins de complications particulières et lorsque l'anémie liée à la dyspepsie est une conséquence plutôt qu'une cause de cette affection, le bain froid et l'hydrothérapie sont préférables aux bains chauds.

Cependant si la dyspepsie est douloureuse, la gastralgie fréquente, l'état nerveux développé, l'anémie profonde, la faiblesse excessive, il faudra de toute necessité avoir recours exclusivement aux bains de mer chauds.

§ V. — Anémie utérine.

Les affections utérines sont une cause fréquente d'anémie. « On peut à ce point de vue, dit Becquerel (1), les partager en deux classes :

Les unes sont le résultat de maladies aiguës ou chroniques de cet appareil, sans formation de produits accidentels ; les autres sont dues à des lésions organiques caractérisées par le développement de néoplasmes de diverses espèces :

1° La première section comprend les inflammations chroniques ou subaiguës du corps et du col de 'utérus, les blennorrhagies, les flux de cet appareil.

Sous l'influence de ces maladies, qu'il existe ou non une sécrétion pathologique, il se produit dès le début une diminution de proportion des globules du sang qui dure tout le temps qu'elle existe, augmente,

(1) Traité clinique des maladies de l'utérus et de ses annexes, t. II, p. 476.

diminue, cesse avec elle. Cette anémie joue un très-grand rôle dans l'histoire de ces affections et elle est l'origine à peu près unique de tous les phénomènes généraux qui les caractérisent. Sans doute, cette anémie n'est pas la même chez toutes les femmes ; la faiblesse de la constitution, les maladies antérieures, l'intensité de la maladie, le défaut de résistance, produisent la diminution des globules au plus haut degré ; on n'en doit pas moins établir d'une manière générale que toute affection utérine, forte ou légère, occasionne toujours l'anémie.

Quant aux cas compliqués d'hémorrhagie ou de leucorrhée, l'explication de l'anémie est trop simple pour qu'il soit utile d'y insister.

2° Dans les maladies organiques de l'utérus et de ses annexes, telles que tumeurs de diverse nature, kystes, cancers, etc., l'anémie ne survient pas nécessairement ; elle est subordonnée aux trois conditions suivantes :

a. La grande étendue et l'ancienneté de la maladie ; on voit alors la diminution des globules se produire à coup sûr.

b. Les écoulements sanguins ou les sécrétions de diverse nature qui sont la conséquence de la maladie, produisent l'anémie également avec une grande rapidité.

c. La nature de l'affection ; ainsi, dans le cancer,

l'anémie survient rapidement et avec une très-grande intensité. »

L'anémie utérine sans complication de dégénérescence organique est toujours caractérisée par une coloration jaunâtre de la peau, un teint spécial, plombé, qui a mérité justement le nom de teint utérin et qui peut indiquer souvent au premier coup d'œil la cause particulière de l'anémie.

Rarement cette anémie, qui est toujours la conséquence de la maladie primitive, offre une sérieuse gravité par elle-même, les femmes anémiées par suite d'une affection utérine arrivent presque toujours aux bains de mer, encore en proie à la maladie devenue chronique, cause première de l'anémie et aux accidents nerveux (dyspnée, spasmes, etc.), qui accompagnent si fréquemment les maladies de l'utérus ; il est donc rationnel de combattre d'abord l'affection utérine par un traitement approprié sans se préoccuper de l'anémie, dont la disparition suit l'amélioration obtenue dans l'état de l'utérus.

Dans ces cas, l'anémie n'est pas précisément l'indication d'un traitement particulier, et si elle guérit plus souvent par l'emploi des bains d'eau de mer chauffée, c'est que ces bains sont d'un usage plus fréquent dans la thérapeutique des maladies de l'utérus que les bains froids à la lame auxquels il faut presque toujours renoncer, quand malgré toutes les précautions dont on s'entoure, on les fait com-

mencer avant que la maladie ne soit en voie de guérison déjà assez avancée.

§ VI. — Anémie consécutive aux diathèses.

Quand l'anémie est la conséquence d'une diathèse, son importance disparaît généralement de-
vant la gravité de la maladie, qui domine de très-
haut la situation pathologique. Le point capital
n'est plus l'anémie, c'est la cause qui l'a produite
qu'on s'efforce alors de combattre par toutes les ressources trop souvent insuffisantes de la thérapeutique. En effet, en présence d'une diathèse cancé-
reuse, syphilitique, goutteuse ou herpétique, la
première indication à remplir est d'enrayer par des
moyens appropriés la marche envahissante de l'affection qui s'est emparée d'un organisme tout en-
tier. Cela ne fait de doute pour personne; mais, à
côté de cette préoccupation naturelle, il y a un im-
périeux devoir à remplir, c'est de soutenir l'énergie
vitale du malade et de maintenir ses fonctions dans
un état d'intégrité relatif aussi bien que ses organes.

Pour approcher du but autant que possible, il faut
favoriser la régénération des globules de sang si
promptement détruits chez les malades placés sous
la puissance destructive d'un état diathésique, et
rendre au liquide nourricier par excellence ses qua-

lités réparatrices, afin qu'il puisse suffire aux pertes incessantes de l'économie ; il faut aussi, dans de certaines limites, stimuler les grandes fonctions de l'assimilation et de l'hématose qui sont les actes vitaux par excellence, sans lesquels l'organisme s'altère et périclite.

Or, pour arriver à ces résultats, il faut compter en première ligne sur l'action du milieu dans lequel on place le malade, milieu où le grand air joue le principal rôle. Si le séjour dans la montagne ou dans la forêt a de grands avantages, l'habitation au bord de la mer, dans une atmosphère plus dense que partout ailleurs, riche en oxygène et fortement chargée de principes salins favorables à l'hématose, place le diathésique anémié dans les conditions les plus favorables pour stimuler ses fonctions et voir renaître les forces qui l'abandonnent.

Dans le cas où le malade est encore jeune, où son énergie vitale est suffisante pour fournir une bonne réaction, on devra recourir au bain froid et surtout à la douche alternative à l'eau de mer ; mais le plus souvent le malade est déjà d'un âge assez avancé pour ne plus autoriser le bain froid ni la douche, ou bien, malgré son âge, il est trop épuisé pour supporter un traitement hydrothérapique et encore moins le bain à la lame. Alors l'indication est formelle, c'est au bain de mer chaud qu'il doit avoir recours, et il trouvera dans cette pratique une grande ressource pour modifier l'anémie secondaire, recouvrer des forces et relever l'état général de façon à retrouver pour les médicaments la tolérance et l'action thérapeutique qui faisaient défaut.

Borné à ce rôle, le bain de mer chaud rend déjà de grands services et mérite d'être fréquemment employé; mais si l'on considère les cas où son action porte non-seulement sur l'anémie consécutive à la diathèse, mais sur la diathèse elle-même comme dans le lymphatisme, le rachitisme, la scrofulose, alors on voit combien il constitue un puissant moyen de traitement, surtout chez les enfants en proie à des manifestations graves de ces diathèses.

Le bain de mer chaud dans les conditions d'âge, d'épuisement, de dépression que j'ai déjà indiquées, est alors sans conteste le meilleur mode de traitement en raison de sa spécificité et de la facilité avec laquelle on peut faire varier son activité au gré du médecin. Selon les indications à remplir et les effets obtenus on peut modifier la durée du bain, sa température, sa minéralisation, que l'on peut affaiblir par la dilution à tous les degrés ou rendre plus riche par l'addition d'eaux mères des salines ou même en faisant varier sa composition en ajoutant une décoction de *Fucus* et faire ainsi du bain de mer chaud un bain réellement médicamenteux, quoique toujours naturel.

Paris — Typ. A. PARENT, rue Monsieur-le-Prince, 29-31

www.ingramcontent.com/pod-product-compliance
Ingram Content Group UK Ltd.
Pitfield, Milton Keynes, MK11 3LW, UK
UKHW021713130726
13696UKWH00004B/1783